Dr. Ibadat Singhal

Mucormicose e as suas implicações para a COVID

Dr. Ibadat Singhal

Mucormicose e as suas implicações para a COVID

A luta contra o fungo negro mortal

ScienciaScripts

Imprint
Any brand names and product names mentioned in this book are subject to trademark, brand or patent protection and are trademarks or registered trademarks of their respective holders. The use of brand names, product names, common names, trade names, product descriptions etc. even without a particular marking in this work is in no way to be construed to mean that such names may be regarded as unrestricted in respect of trademark and brand protection legislation and could thus be used by anyone.

Cover image: www.ingimage.com

This book is a translation from the original published under ISBN 978-620-5-49510-0.

Publisher:
Sciencia Scripts
is a trademark of
Dodo Books Indian Ocean Ltd. and OmniScriptum S.R.L publishing group

120 High Road, East Finchley, London, N2 9ED, United Kingdom
Str. Armeneasca 28/1, office 1, Chisinau MD-2012, Republic of Moldova, Europe
Managing Directors: Ieva Konstantinova, Victoria Ursu
info@omniscriptum.com

Printed at: see last page
ISBN: 978-620-8-50166-2

A MUCORMICOSE E AS SUAS IMPLICAÇÕES PARA A COBIÇA

Por- Dr. IBADAT SINGHAL (BDS,MDS)

Índice

CAPÍTULO 1. INTRODUÇÃO

INTRODUÇÃO

A mucormicose é uma infeção fúngica emergente em todo o mundo. É uma infeção oportunista e ocorre predominantemente em hospedeiros imunocomprometidos. É conhecida por vários sinónimos, incluindo zigomicose, fitomicose ou mucormicose. É um organismo de crescimento rápido, caracterizado por hifas em forma de fita com poucos ou nenhuns septos[1]. [1] O termo mucormicose foi cunhado pelo patologista americano R.D. Baker em 1957[2].

Trata-se de uma infeção fúngica potencialmente fatal causada pela ordem Mucorales. Tem uma distribuição mundial e os organismos ocorrem normalmente no solo, estrume, frutos e matéria em decomposição. Estes organismos estão presentes nas passagens nasais e nas cavidades orais de pessoas normais, mas manifestam-se normalmente como uma doença em indivíduos imunocomprometidos. [3]

Embora seja designado por fungo negro, trata-se de uma designação incorrecta, uma vez que, de acordo com o mesmo, a parede celular deve conter melanina, mas na mucormicose, a parede celular não contém melanina. Tem um aspeto negro devido à necrose nessa área específica[5].

A utilização crescente de antibióticos de largo espetro, de cânulas intravenosas e de fármacos imunossupressores, bem como a epidemia crescente da síndrome da imunodeficiência adquirida (SIDA), conduziram a um aumento acentuado da incidência de infecções fúngicas invasivas. Esta descrição limita-se a quatro doenças causadas pelos fungos oportunistas mais comuns: candidíase invasiva, aspergilose, mucormicose e criptococose. [4]

A seguir à Candidíase e à Aspergilose, a Mucormicose é a infeção fúngica oportunista mais comum. Rhizopus, Rhizomucor e Absidia são os géneros mais comuns que causam a doença e Rhizopus é o principal agente patogénico na maioria dos casos de mucormicose. [5]

A infeção resulta normalmente da inalação de esporos fúngicos através do trato respiratório, da contaminação de tecidos traumatizados ou por via percutânea, da ingestão de alimentos contaminados ou da inoculação direta. Uma área de ulceração na cavidade oral ou mesmo um alvéolo de extração também pode ser uma porta de entrada do agente patogénico na região oral e maxilofacial, principalmente quando o doente está imunocomprometido. [1]

Outras vias incluem a entrada de esporos através de injecções intravenosas ou intramusculares. [6] A mucormicose não se propaga de pessoa para pessoa. Na Índia, os esporos transportados pelo ar são mais numerosos durante a transição do verão para a estação das chuvas, uma vez que o ambiente pode ser ideal para o crescimento dos fungos[17].

Estes fungos saprotróficos encontram-se em todo o lado no ambiente. Nos tecidos, apresentam-se como hifas largas e não septadas, com uma predileção por invadir os vasos sanguíneos, provocando a formação de embolias que levam a uma extensa necrose da área circundante[8].

A invasão dos vasos sanguíneos causa necrose dos tecidos e subsequente trombose, que são as caraterísticas distintivas da mucormicose invasiva[1]. O principal critério para a infeção por mucormicose é a presença de uma extensa angioinvasão que leva à trombose dos vasos e à necrose dos tecidos. Esta angioinvasão resulta na disseminação do organismo através da corrente sanguínea do local original da infeção para outros órgãos-alvo. Por conseguinte, os danos e a penetração através dos vasos sanguíneos são um passo crítico importante na patogénese da mucormicose[9].

A mucormicose é uma infeção fúngica rara e fatal na região da cabeça e do pescoço, que ganhou grande importância após o surto da pandemia de COVID-19. [Trata-se de uma infeção fúngica invasiva grave e fatal que chamou a atenção do público em resposta a um surto de casos na Índia. Foram notificados vários casos de mucormicose na sequência da segunda vaga de COVID-19 na Índia, chamando a atenção mundial para esta doença fatal mas negligenciada. A COVID-19 levou à supressão da imunidade, o que abriu caminho para o surto de mucormicose ou popularmente conhecido como fungo negro. [10]

CAPÍTULO 2. PATOGENESE

PATOGENESE

Verificou-se que as infecções com Mucorales se caracterizam por uma progressão rápida e que é uma infeção potencialmente fatal que tem uma afinidade pelas artérias. Foi postulado que a necrose dos tecidos devido à invasão dos vasos sanguíneos (angioinvasão) e a trombose subsequente são as caraterísticas da mucormicose invasiva. [1]

Têm uma tendência para se espalharem pelos vasos e linfáticos, causando a formação de trombos e conduzindo assim à isquemia e ao enfarte do tecido afetado. [7]

Este fungo tem uma predileção pela lâmina elástica das pequenas e grandes artérias, causando trombose, hemorragia e enfarte. Por conseguinte, a angioinvasão, a trombose, a isquémia e a necrose dos tecidos são caraterísticas primárias da zigomicose. [8]

A necrose dos tecidos infectados pode impedir a entrega de leucócitos e agentes antifúngicos aos focos de infeção, pelo que esta angioinvasão contribui principalmente para a capacidade dos organismos de se disseminarem hematogenicamente para outros órgãos-alvo. Os mucorales têm a capacidade de danificar e penetrar no revestimento endotelial dos vasos sanguíneos, o que constitui um passo crítico para a patogénese [20]. [20] A resposta do hospedeiro é supurativa em vez de granulomatosa na mucormicose. [21]

A infeção pode ocorrer por inalação, ingestão ou mesmo por via percutânea. Os esporos são inalados e ingeridos por macrófagos alveolares que inibem, em certa medida, a germinação dos esporos ingeridos. Além disso, os esporos podem evitar a atividade antifúngica dos macrófagos e germinar sob a forma de micélio. Os neutrófilos polimorfonucleares desempenham um papel importante na defesa contra a mucormicose e, por conseguinte, os doentes leucocitopénicos são extremamente susceptíveis a esta doença. [8]

Verifica-se que os neutrófilos desempenham um papel importante na inibição da proliferação de esporos fúngicos e não os linfócitos T, como se supunha. Devido à hiperglicemia e ao pH baixo que se verifica na cetoacidose diabética, os fagócitos tornam-se disfuncionais e têm uma quimiotaxia prejudicada, não sendo capazes de criar uma morte intracelular dos agentes patogénicos. Os agentes da mucormicose são tipicamente incapazes de penetrar num ambiente estéril de pele intacta. No entanto, as queimaduras, a rutura traumática da pele e a laceração persistente da pele permitem que o organismo penetre mais profundamente. O ferro é um elemento essencial para o crescimento e desenvolvimento celular, desempenhando um papel vital nos processos celulares. Por conseguinte, os agentes patogénicos Mucor utilizam múltiplos processos para obter ferro do hospedeiro[20].

A concentração elevada de ferro no soro é um fator de risco importante para a mucormicose. Verificou-se que os doentes que consomem deferoxamina como modalidade de tratamento têm uma maior incidência de mucormicose, uma vez que os Mucorales utilizam este quelante para obter mais ferro, abrindo assim caminho para a infeção[22].

A acidose na diabetes mellitus reduz a capacidade fagocítica dos granulócitos, afectando assim a capacidade imunológica da pessoa para resistir à mucormicose. Além disso, o ambiente ácido e o aumento dos níveis de iões férricos livres apoiam o crescimento de Mucorales e reduzem a imunidade, permitindo o crescimento e a proliferação dos fungos. Verifica-se que o Rhizopus oryzae produz a enzima cetorredutase, que lhe permite utilizar os corpos cetónicos do paciente e sustentar a sua nutrição. [16]

Quando os esporos entram nos pulmões ou nos tecidos subcutâneos, são combatidos pela primeira linha de defesa que são os fagócitos mononucleares e polinucleares. Embora os fagócitos de um hospedeiro saudável consigam matar os esporos de Mucorales gerando metabolitos oxidativos e defensinas, a imunossupressão neutraliza o seu efeito, abrindo assim caminho à proliferação dos fungos ubíquos[22]

A apresentação clínica mais comum da mucormicose numa pessoa com cetoacidose diabética não controlada é a celulite maxilar e orbital. A mucosa nasal pode ulcerar, expondo a cartilagem nasal necrótica cinzenta-escura, o vômer e os ossos etmoidais. Os seios maxilares e os seios etmoidais estão normalmente preenchidos por tecido de granulação e podem estar presentes sequestros ósseos. Além disso, existe a presença de osso necrótico negro. As úlceras palatinas ocorrem frequentemente e muitas vezes progridem para grandes comunicações orais-nasais-antrais. Os sinais e sintomas oculares são epífora, visão turva, ptose, dor ocular, dor de cabeça e parestesia periorbital. [19]

CAPÍTULO 3. CARACTERÍSTICAS CLÍNICAS DA MUCORMICOSE

CARACTERÍSTICAS CLÍNICAS DA MUCORMICOSE

CLASSIFICAÇÃO DA MUCORMICOSE:

Tradicionalmente, os fungos são classificados em quatro filos:

1) Zygomycota
2) Ascomycota
3) Basidiomycota
4) Deutromycota.

Organização taxonómica dos zigomicetos [33]

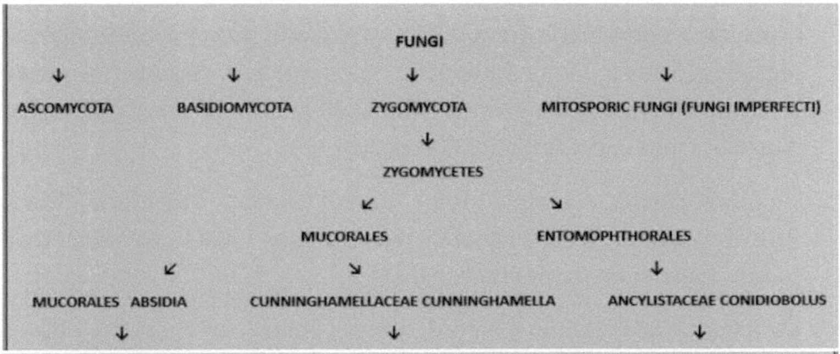

FUNGI

↓ ↓ ↓ ↓

ASCOMYCOTA BASIDIOMYCOTA ZYGOMYCOTA MITOSPORIC FUNGI (FUNGI IMPERFECTI)

↓

ZYGOMYCETES

↙ ↘

MUCORALES ENTOMOPHTHORALES

↙ ↘ ↓

MUCORALES ABSIDIA CUNNINGHAMELLACEAE CUNNINGHAMELLA ANCYLISTACEAE CONIDIOBOLUS

↓ ↓ ↓

A.CORYMBIFERA APOPHYSOMYCES	C.BERTHOLLETIAE MORTIERELLACEAE MORTIERELLA	C.CORONATUS
A.ELEGANS MUCOR	SAKSENACEAE SAKSENAEA	C.INCONGRUUS CONIDIOBOLUS
M. CIRCINELLOIDES	S. VASIFORMIS	C. LAMPRAUGES BASIDIOBOLACEAE BASIDIOBOLUS
M. HIERNALIS	SYNCEPHALASTRACEAE SYNCEPHALASTRUM	B.RANARUM
M. RACEMOSUM	S. RACEMOSUM	
M. ROUXIANUS	THAMNIDACEAE COKEROMYCES	
R. PUSILLUS	C. RECURVATUS	
R. MIEHEI RHIZOPUS		
R. ARRHIZUS		
R. AZYGOSPORUS		
R. MICROSPORUS		
R. SCHIPPERAE		
R. STOLONIFER		

ZYGOMYCOTA:

O filo Zygomycota inclui os organismos que produzem hifas pouco septadas e apresentam reprodução assexuada por esporangiósporos e reprodução sexuada pela produção de zigósporos. Alguns dos géneros clinicamente importantes deste filo são Rhizopus, Mucor, Rhizomucor, Absidia, Cunninghamella e Saksenaea. [11]

Cunninghamella, Lichtheimia (anteriormente Absidia), Mucor, Rhizomucor e Rhizopus são os géneros mais frequentemente envolvidos em doenças humanas. [1]

Os zigomicetos são um grupo de fungos inferiores e as suas hifas são geralmente não septadas ou escassamente septadas. No entanto, quando estes septos ocorrem, são sólidos de paredes cruzadas sem poros e, por conseguinte, não há fluxo de material citoplasmático entre as células. Com base na formação de zigósporos, estes fungos são classificados no filo zygomycota. Os fungos de interesse clínico encontram-se apenas em dois deles, ou seja, Mucorales e entomophthorales. Na ordem Mucorales, os esporos surgem por clivagem do plasma esporangial e são libertados de forma passiva, ao passo que nos entomophthorales os esporos são ejectados à força. [8]

Agentes causadores comuns da zigomicose-:

A. Ordem: Mucorales- Mucormicose
   Rhizopus arrhizus (R. oryzae)
   R. microspores var. rhizopodiformis
   Mucor racemosus
   Rhizopus pusillus
   Absidia corymbifera
   Apophysomyces elegans
   Cunninghamella bertholletiae
   Saksenae vasiformis
   Cokeromyces recurvatus
   Syncephalastrum recemosum

B. Ordem: Entomophthorales- Entomophthorales
Conidiobolus coronatus
Basidiobolus ranarum

Classificação dos fungos clinicamente relevantes anteriormente considerados "zigomicetas" [1]

SUBPHYLUM	GENUS	SPECIES MOST FREQUENTLY ISOLATED FROM PATIENTS
MUCORMYCOSIS	Apophysomyces	A. Variabilis
	Cunninghamella	C. Bertholletiae
	Lichtheimia (Absidia)	L. corymbifera
		L. ramosa
	Mucor	M. circinelloides
	Rhizopus	R. arrhizus (aryzae)
		R. microsporus
	Rhizomucor	R. pusillus
	Saksenaea	S. vasiformis
ENTOMOPHTHOROMYCOTINA	Basidiobolus	B. Ranarum
	Conidiobolus	C. coronatus

Os mucormicetes pertencem à ordem Mucorales e envolvem 6 famílias principais Syncephalastraceae (género Syncephalastrum), Saksenaeaceae (géneros Saksenaea e Apophysomyces) Cunninghamellaceae (género Cunninghamella), Mucoraceae (géneros Mucor, Rhizopus, Rhizomucor e Actinomucor), Thamnidiaceae (Cokeromyces) e Lichtheimiaceae (género Lichtheimia). [6]

Mucor, Rhizopus, Rhizomucor, Absidia Apophysomyces, Cunninghamella e Saksenaea são os géneros mais frequentemente recuperados[12].

As duas ordens de Zygomycetes que são de interesse clínico são Mucorales e Entomophthorales. Estes microrganismos são capazes de causar infecções fúngicas profundas que podem afetar muito rapidamente a saúde dos doentes imunocomprometidos. Os Entomophthorales causam infecções principalmente em indivíduos imunocompetentes na sequência de traumatismos e são muito menos invasivos do que os Mucorales[13].

Os agentes causadores mais comuns da mucormicose, por ordem decrescente de frequência, são as espécies Rhizopus arrhizus,

Lichtheimia, Apophysomyces, Rhizomucor, Mucor e Cunninghamella [13]

Agentes causadores da mucormicose [14]

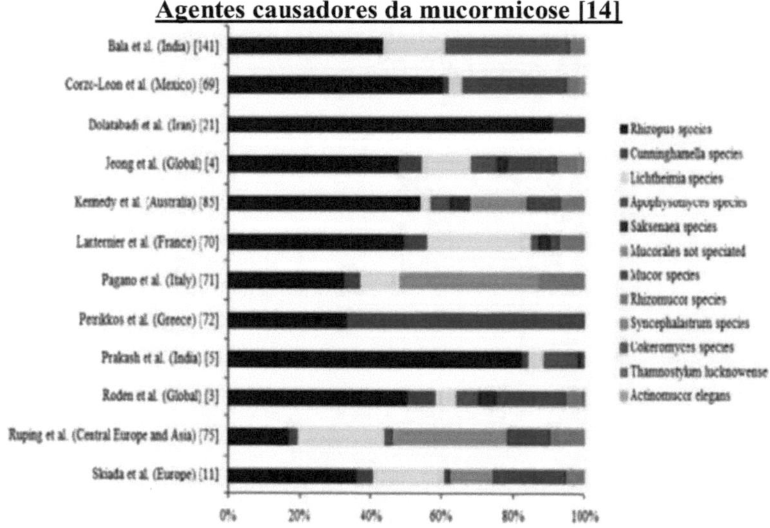

FACTORES DE RISCO

A mucormicose é atualmente atribuída como uma infeção fúngica emergente com sintomas devastadores e manifestações clínicas variadas.

Os vários factores de risco associados à mucormicose são os seguintes

- Imunossupressão devido a uma doença maligna subjacente
- Diabetes mellitus e cetoacidose diabética - uma vez que conduz a uma diminuição da função dos neutrófilos, da fagocitose, das reacções oxidativas, bem como do ferro livre que actua como substrato para o crescimento dos fungos Mucorales.
- Sobrecarga de ferro, exemplo - terapia com deferoxamina
- Traumatismos maiores e menores
- Doenças malignas hematológicas como LMA, LMC, LLC, LLA, linfoma, leucemia, mieloma múltiplo, anemia aplástica.
- Neutropenia grave
- Doentes com quantidade reduzida de fagócitos mononucleares e polimorfonucleares.
- Doentes que foram submetidos a transplante de células estaminais hematopoiéticas
- Doentes que receberam uma dose elevada de tratamento com corticosteróides
- Quebra da barreira cutânea devido a traumatismos, queimaduras, acidentes ou catástrofes naturais
- Utilização de instrumentos de assistência médica contaminados, como ligaduras
- Transplante de órgãos sólidos
- Quimioterapia do cancro
- Terapia de substituição renal
- Malnutrição
- Diálise
- Utilização de antibióticos de largo espetro
- Utilização de cânulas intravenosas contaminadas
- SIDA
- Abuso de drogas intravenosas

- Bebés com baixo peso à nascença
- Prematuridade neonatal
- Alcoolismo crónico
- Doença hepática, por exemplo, cirrose hepática
- Terapia de quelação

- Insuficiência renal
- Terapia antineoplásica
- Imunossupressão farmacológica[1,2,4,7,14,15]

CARACTERÍSTICAS CLÍNICAS DA MUCORMICOSE

É uma infeção oportunista associada à debilitação e é frequentemente reconhecida como uma ocorrência secundária em doentes com cancro, SIDA e cirrose. Existem dois tipos principais de fitomicose nos seres humanos: 1) superficial e 2) visceral, embora por vezes também seja classificada como localizada e disseminada.

A infeção superficial inclui o envolvimento do ouvido externo, das unhas e da pele. As formas viscerais de fitomicose são dos seguintes tipos: a) pulmonar, b) gastrointestinal, c) rinocerebral, d) cutânea e e) disseminada.

Os organismos causadores da mucormicose têm uma predileção pela invasão vascular, causando trombose, enfarte e necrose dos tecidos. [17]

APRESENTAÇÃO CLÍNICA:

O fungo penetra através da mucosa nasal e pode depois estender-se rapidamente aos tecidos adjacentes. Além disso, a infeção pode espalhar-se em todas as direcções e destruir os tecidos. Invade o palato, o seio esfenoidal, o seio cavernoso envolvendo a órbita e o cérebro. Uma manifestação clínica precoce da doença é o aparecimento de cornetos nasais negros avermelhados (escaras) e de corrimento nasal. A necrose pode estender-se aos seios paranasais e à órbita com o desenvolvimento de tractos sinusais e descamação do tecido. [3]

Os sintomas de apresentação são obstrução nasal, corrimento nasal sanguinolento, dor facial ou cefaleias, inchaço facial ou celulite e perturbações visuais com proptose concomitante. Com a progressão da doença, podem surgir cegueira, letargia e convulsões, seguidas de morte. Se o seio maxilar estiver envolvido, a apresentação inicial pode ser vista como um inchaço intra-oral do processo alveolar maxilar e do palato. Pode evoluir para ulceração do palato, que parece negra e necrótica, podendo ocorrer destruição dos tecidos se a doença não for tratada. A destruição extensiva dos tecidos e a necrose são atribuídas à preferência dos fungos pela invasão de pequenos vasos sanguíneos. Isto interrompe o fluxo sanguíneo normal para o tecido, resultando em enfarte e necrose. [18]

MANIFESTAÇÃO ORAL:

A manifestação oral mais comum são as úlceras palatinas, que são frequentemente necróticas, com bordos bem definidos e podem ser pretas ou brancas[13]. [13] As úlceras palatinas ocorrem frequentemente e muitas vezes progridem para grandes comunicações orais-nasais-antrais. [19]

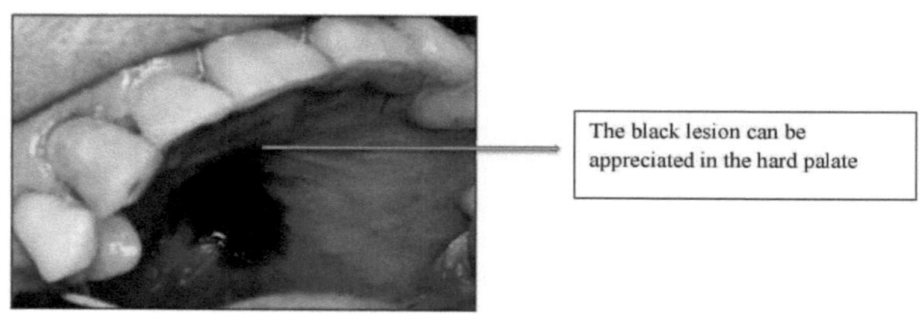

Mucormicose que afecta o palato duro [7]

CARACTERÍSTICAS RADIOGRÁFICAS:

Radiograficamente, pode observar-se uma opacificação dos seios nasais em conjunto com um apagamento irregular das paredes ósseas dos seios nasais. Quando há envolvimento do seio cavernoso, a infeção pode ser interpretada com o "sinal do corneto negro", que se refere a uma área de mucosa sem realce. Observou-se que a TAC da cabeça pode mostrar uma mucosa espessada ou seios nebulosos, proptose e inflamação do nervo ótico. No caso de Mucormicose pulmonar, há desenvolvimento de micronódulos juntamente com dez nódulos adicionais no pulmão. [2]

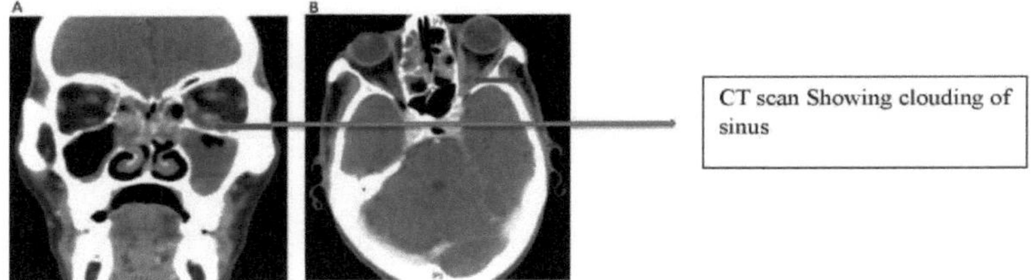

Tomografia computadorizada mostrando a turvação dos seios paranasais [2]

CARACTERÍSTICAS DA COLÓNIA E CARACTERÍSTICAS HISTOPATOLÓGICAS:

A mucormicose encontra-se em todo o mundo como sapróbio comum em materiais em decomposição, solos agrícolas e florestais e bolor do pão[1]. [O agente patogénico pode ser cultivado na cavidade oral, nas passagens nasais, na garganta e nas fezes de doentes saudáveis sem sinais clínicos de infeção. [16]

Os fungos são organismos ubíquos e de crescimento rápido que, morfologicamente, se apresentam como hifas largas, asseptadas ou esparsamente septadas, em forma de fita, medindo 10-20 micrómetros de diâmetro, com ramos que se separam do corpo principal num ângulo de quase 90 graus[1,14].

O tecido afetado com lesões apresenta necrose extensa com numerosas hifas grandes, ramificadas, de coloração pálida, largas, planas e não septadas, com ramificações em ângulos rectos ou obtusos. A cultura revela a presença de esporângios redondos. As hifas de paredes finas variam de 3 a 25µm de diâmetro, apresentando ramificações irregulares e frequentemente com inchaço hifal. Pode ser observado tecido necrótico contendo hifas com sinais de angioinvasão e enfarte[2].

A identificação dos três zigomicetas mais comuns - Mucor, Rhizopus e Absidia - baseia-se na presença ou ausência de rizóides e na posição dos rizóides em relação aos esporangiósporos. Macroscopicamente, podem ser diferenciados pelas seguintes caraterísticas: : Mucor forma colónias felpudas, semelhantes a algodão, brancas a cinzentas; Rhizopus forma colónias de crescimento rápido, felpudas e de cor escura; Absidia forma colónias brancas e felpudas semelhantes a Mucor, mas com uma textura mais delicada. Microscopicamente, as caraterísticas apresentadas são: Mucor mostra esporângios não pigmentados, frequentemente com uma columela e esporangióforos irregulares; Rhizopus mostra esporângios pretos, pigmentados, esporangióforos que surgem de rizóides e não têm columela; Absidia tem esporângios não pigmentados e esporangióforos irregulares, mas forma frequentemente esporângios alongados e pode ter rizóides. O género Mucor apresenta colónias de crescimento rápido, de cor cinzenta a baça, ausência de rizóides e ausência de columela distinta. Enquanto Rhizopus tem rizóides com nós por baixo dos esporangióforos não ramificados e columela ovoide. No género Absidia, os rizóides são internodais e não se encontram diretamente por baixo dos esporangióforos com columela em forma de pera e esporangiósporos esféricos ou ovóides[8]. [8] A identificação específica destes organismos é confirmada pela observação das estruturas de frutificação caraterísticas, semelhantes a sacos (esporângios), que produzem esporos esféricos internos, amarelos ou castanhos (esporangiósporos). [11]

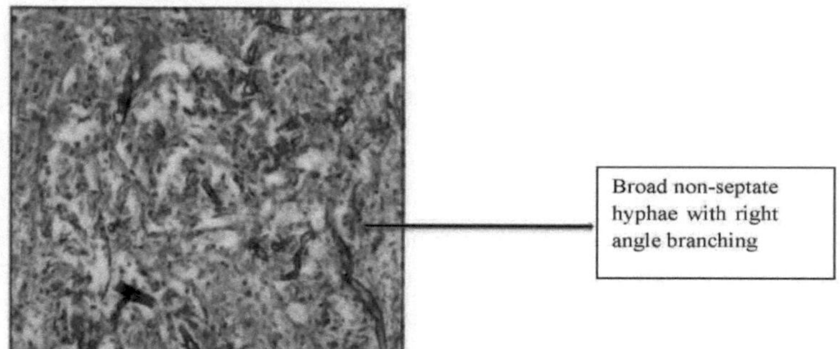

Microfotografia histopatológica mostrando hifas largas não septadas com ramificações (coloração de Eosina x400) [7]

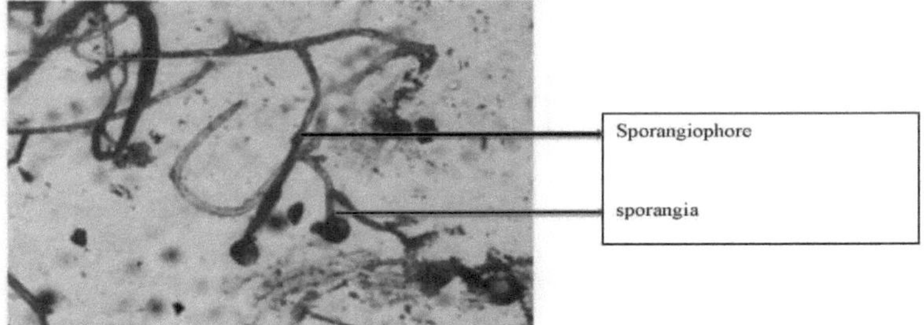

Pormenores microscópicos de Mucorales [22]

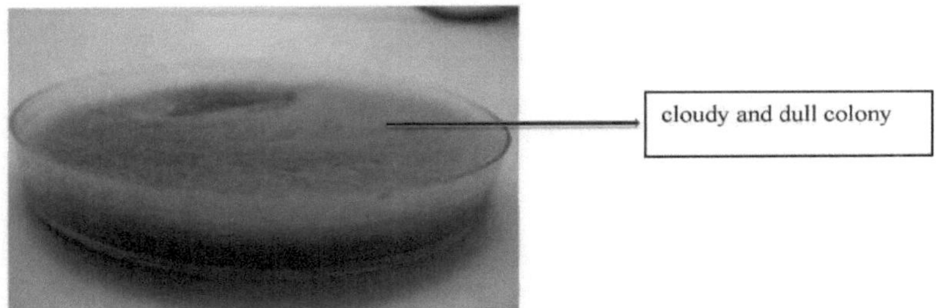

Aspeto microscópico de uma cultura positiva para Mucorales[22]

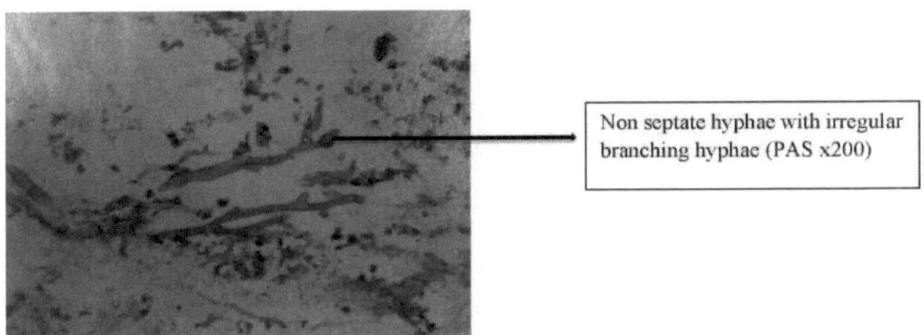

Hifas não septadas com hifas ramificadas irregulares sob coloração PAS[8]

CAPÍTULO 4. TIPOS DE MUCORMICOSE

TIPOS DE MUCORMICOSE

Com base nos locais envolvidos pelos fungos, a mucormicose apresenta-se como as seguintes seis categorias clínicas

1) Mucormicose rino-orbitária-cerebral
2) Mucormicose pulmonar
3) Mucormicose cutânea
4) Mucormicose gastrointestinal
5) Mucormicose renal
6) Mucormicose disseminada

1) Mucormicose rino-orbitária-cerebral

A doença rino-orbital-cerebral define uma infeção que tem origem nos seios paranasais e pode estender-se ao cérebro após a inalação de esporos. Sequencialmente, o nariz, os seios nasais e os olhos são afectados. Os sintomas numa fase inicial da doença podem ser dor nos seios paranasais, congestão nasal, febre, tosse, dor torácica pleurítica, inchaço dos tecidos moles, dor de cabeça e ulceração nasal. A progressão da doença é rápida e pode resultar na extensão da infeção aos tecidos vizinhos, levando a trombose, necrose e ao aparecimento de escaras negras dolorosas no palato ou na mucosa nasal. A extensão da infeção aos olhos pode levar a uma visão turva ou mesmo à perda total da visão. A partir dos olhos, a doença pode progredir para o sistema nervoso central, resultando em alterações da consciência, neuropatias cranianas ou abcessos cerebrais. Pode causar trombose do seio cavernoso, provocando perda de visão unilateral ou bilateral. Em caso de invasão do agente patogénico nos vasos sanguíneos, pode ocorrer hemoptise maciça e disseminação sistémica da doença. [1]

É a variedade mais comum de mucormicose e é frequentemente fatal no prazo de uma semana após o seu aparecimento se não for tratada [23]. A sua progressão é rápida e tem uma elevada taxa de mortalidade que requer desbridamento cirúrgico imediato e intervenção médica. [7]

Os sintomas não oftálmicos comuns também incluem dor e inchaço facial, corrimento nasal, epistaxe, sinusite, hemiplegia, dor de dentes, dormência facial, paralisia do nervo facial, destruição óssea e alteração do estado mental. Os sinais e sintomas oftálmicos incluem dor ocular, diminuição da visão, oftalmoplegia, proptose, ptose, celulite orbital, descoloração periorbital e necrose[14]. [14] A extensão da infeção posteriormente para o cérebro resulta na formação de abcessos e necrose dos lobos frontais[24].

Os termos mucormicose rino-cerebral ou craniofacial são utilizados indistintamente e descrevem uma infeção que se inicia nos seios paranasais e depois se espalha para envolver a órbita, a face, o palato e o cérebro. É mais frequentemente observada em doentes com diabetes mellitus não controlada, leucemia e receptores de transplantes de órgãos.

Observa-se que o evento inicial na patogénese é a colonização do fungo na mucosa nasal que permite a sua disseminação através dos seios paranasais para a órbita. O envolvimento do cérebro e do seio cavernoso ocorre através do ápice orbital. A infeção pode propagar-se para o palato e pode ser visível uma lesão necrótica negra, que pode ser utilizada como um importante sinal de diagnóstico. A drenagem de pus negro do olho é um sinal de diagnóstico ameaçador mas útil. Os resultados do líquido cefalorraquidiano (LCR) são inespecíficos[17].

O exame físico pode revelar um corrimento nasal acastanhado e manchado de sangue no lado afetado, escaras negras no palato, pupila fixa e dilatada e proptose e ptose com disfunção dos nervos cranianos. Há uma destruição extensa e rápida dos tecidos circundantes. [8]

2) Mucormicose pulmonar

É o segundo tipo mais comum de mucormicose e é frequentemente observada em doentes com doenças hematológicas e receptores de transplantes. A malignidade hematológica é o principal fator de risco, seguido da diabetes mellitus, células estaminais hematopoiéticas, transplante de órgãos sólidos e doença renal.

Note-se que a tuberculose pós-pulmonar é um dos principais factores de risco para a mucormicose pulmonar. Além disso, os doentes neutropénicos, como acontece na leucemia, são mais propensos a desenvolver a infeção. Os doentes apresentam frequentemente febre alta, bronquite, tosse persistente, dor torácica pleurítica, dispneia e hemoptise. Os doentes podem apresentar infiltração e consolidação pulmonar, nódulos múltiplos, derrame pleural, cavidades com paredes espessas, linfadenopatia hilar ou mediastínica, sinal do crescente aéreo e pneumotórax em estudos imagiológicos. O sinal do halo invertido é o sinal caraterístico para o diagnóstico. A mucormicose pulmonar é geralmente unilateral, ocasionalmente bilateral, raramente hilar ou mediastínica. [14]

Pode desenvolver-se devido à aspiração de material infecioso, à inalação ou à disseminação hematogénica ou linfática durante a disseminação. Ocorre necrose do parênquima, levando à cavitação; os brônquios podem ser perfurados, resultando em hemoptise. Se não for tratada, ocorre habitualmente disseminação hematogénea para outros órgãos, nomeadamente para o cérebro[17].

3) Mucormicose cutânea

É responsável por 16% dos casos de mucormicose. Pode desenvolver-se após a inoculação de feridas cutâneas traumáticas, queimaduras ou mesmo resultar de doença disseminada. Quando é adquirida inicialmente por inoculação direta em feridas, observa-se uma resposta inflamatória aguda com a formação de abcesso e inchaço, seguida de necrose. Verifica-se que, inicialmente, as lesões vermelhas evoluem para escaras negras. A progressão para tecidos mais profundos, afectando músculos, tendões ou ossos, é possível e pode também levar a doença disseminada. [1]

Ocorre frequentemente após um traumatismo ou uma rutura da pele e pode ser observada no hospedeiro imunocompetente. O principal fator predisponente da mucormicose cutânea é o traumatismo penetrante ou em doentes que tenham sido submetidos a ligaduras aplicadas na pele. Outros factores de risco incluem a injeção intramuscular em instalações de cuidados de saúde de qualidade inferior, traumatismo de feridas abertas, acidentes de viação, cirurgia, pensos contaminados, queimaduras, catástrofes naturais, mordeduras de animais e arranhões.

Com base na extensão da invasão, pode ser classificada como infeção localizada, profunda e disseminada. A infeção localizada restringe-se normalmente ao tecido cutâneo e subcutâneo sem invadir locais adjacentes, enquanto a extensão profunda se refere à invasão de músculos, ossos e tendões. [14]

Os sinais primários incluem febre e inchaço. Os organismos causadores mais comuns são Rhizopus, seguidos por Mucor e Absidia. É menos provável que a mucormicose cutânea esteja associada a doença sistémica grave do que as outras formas, embora os factores predisponentes locais, como queimaduras, traumatismos, cirurgia, picadas de agulhas e ligaduras, possam desempenhar um papel importante nas suas manifestações sistémicas. Os locais mais comuns envolvidos no tipo cutâneo, em frequência decrescente, são as extremidades inferiores e superiores, a cabeça, o pescoço e o abdómen. Em doentes diabéticos ou imunodeprimidos, as lesões cutâneas podem surgir num local de injeção de insulina ou num local de inserção de um cateter. [17]

Pode desenvolver-se após uma rutura da integridade da pele causada por cirurgia, queimaduras, traumatismos com sujidade, acidentes de viação, fracturas ósseas, linhas intravenosas, picadas de insectos, lesões da coluna vertebral de cactos, abrasões, lacerações, locais de biópsia, testes de alergénios, fitas adesivas contaminadas e injecções intramusculares[12].

As manifestações clínicas da mucormicose cutânea podem variar desde pústulas ou vesículas até feridas com amplas zonas necróticas. Nas fases iniciais, as lesões podem ser semelhantes às presentes no ectima gangrenoso e, em lesões extensas, pode observar-se um crescimento semelhante a algodão sobre a superfície dos tecidos, um sinal clínico conhecido como "pus peludo"[22].

As lesões são dolorosas e aumentam progressivamente com áreas nodulares equimóticas de enfarte cutâneo. [8]

4) Mucormicose gastrointestinal

É responsável por 7% de todos os casos de mucormicose e é a doença mais difícil de diagnosticar num indivíduo vivo, sendo comummente observada em bebés com baixo peso à nascença, doentes com desnutrição ou submetidos a diálise peritoneal.

Na tríade clássica, a doença é frequentemente observada em doentes com transplantes de órgãos sólidos, doenças hematológicas malignas e neutropenia. Por outro lado, nos grupos de doentes não clássicos, a diabetes mellitus, o alcoolismo crónico, a desnutrição, a diálise peritoneal e a utilização de antibióticos de largo espetro são os principais factores de risco.

A diabetes mellitus e a diálise peritoneal são os principais factores de risco na população adulta, ao passo que a utilização de antibióticos de largo espetro e a desnutrição estão significativamente associadas às crianças. O local mais comum de infeção é o intestino, que inclui o intestino grosso, o estômago, o intestino delgado e o esófago. Os doentes apresentam geralmente dor abdominal, hematémese, melena, hemorragia gastrointestinal, distensão abdominal e diarreia[14].

Observa-se que as crianças com kwashiorkor (desnutrição proteico-calórica) geralmente. [24]

Encontra-se principalmente em doentes que sofrem de desnutrição extrema e acredita-se que seja adquirida através da ingestão de alimentos contaminados com esporos de fungos. A ingestão de leite fermentado, papas e álcool feitos de milho e produtos à base de plantas pode estar implicada neste tipo. Aqui, os zigomicetas colonizam ou invadem a mucosa gástrica[8].

5) Mucormicose renal

Trata-se de uma entidade clínica emergente, que é uma causa invulgar de enfarte renal e pode ser fatal. Os doentes apresentam-se geralmente com dor ligeira, febre e piúria e apresentam rins aumentados de tamanho. [8]

A tomografia computorizada e a ecografia são úteis no diagnóstico precoce da mucormicose renal. A TC do abdómen mostra rins aumentados bilateralmente com espessamento da pélvis renal e infarto no parênquima. [14]

6) Tipo disseminado de mucormicose

A forma disseminada da mucormicose pode ter origem em qualquer local primário de infeção e foi registada em doenças pulmonares, cerebrais e cutâneas. Normalmente, a disseminação ocorre a partir dos pulmões, seguida do trato alimentar ou do local da ferida. Os sintomas podem variar muito, tornando o diagnóstico difícil, mas a presença de uma lesão cutânea metastática é certamente um sinal de diagnóstico para suspeitar de mucormicose disseminada. [1]

O pulmão é o local mais comum de disseminação, seguido pelo sistema nervoso central, seios nasais, fígado e rim. Os doentes que correm um risco acrescido de mucormicose disseminada são os doentes submetidos a quimioterapia e a terapêutica com corticosteróides, os receptores de transplantes de órgãos sólidos e os doentes com neoplasias hematológicas. [14]

Os doentes que estão a receber terapêutica com deferoxamina devido a sobrecarga de ferro ou alumínio (frequentemente associada à hemodiálise) e os doentes neutropénicos com leucemia ou linfoma correm um risco acrescido de desenvolver um tipo disseminado de mucormicose. [24]

A mucormicose disseminada pode seguir-se a qualquer uma das outras formas de mucormicose, mas é normalmente observada em doentes neutropénicos com infeção pulmonar. A disseminação a partir do trato gastrointestinal, queimaduras ou outras lesões cutâneas ocorre menos frequentemente. O local mais comum de disseminação é o cérebro, mas também foram encontradas lesões necróticas metastáticas no baço, no coração e noutros órgãos[17].

A mucormicose disseminada envolve dois ou mais órgãos não contíguos . As síndromes clínicas mais frequentemente registadas incluem pneumonia, acidente vascular cerebral, hemorragia subaracnóidea, abcesso cerebral, celulite ou gangrena de uma estrutura cutânea. A porta de entrada no corpo humano é provavelmente através da pele traumatizada, seguida de invasão dos vasos sanguíneos e disseminação para os órgãos do corpo. [8]

<u>Géneros de organismos Mucorales causadores de acordo com as manifestações da doença [23]</u>

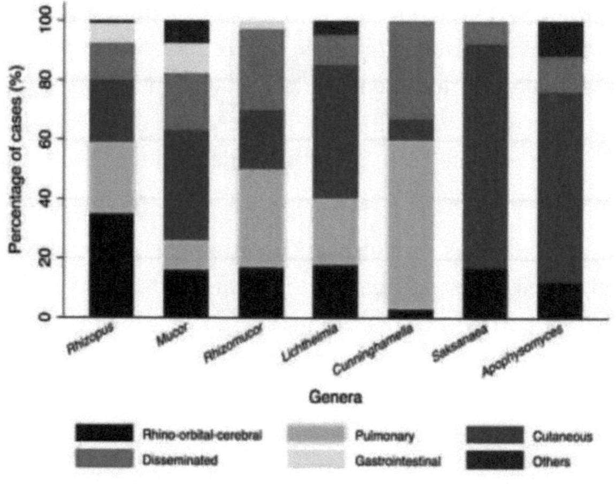

Manifestações clínicas da mucormicose [22]

CLINICAL MANIFESTATION	UNDERLYING CONDITION
RHINO-CEREBRAL	Diabetes, ketoacidosis
PULMONARY	Neutropenia, corticosteroid therapy
CUTANEOUS	Trauma, diabetes
GASTROINTESTINAL	Malnutrition
DISSEMINATED DISEASE	Deferoxamine, neutropenia, corticosteroids
OTHERS	various

CAPÍTULO 5. DIAGNÓSTICO E TRATAMENTO

DIAGNÓSTICO E TRATAMENTO

DIAGNÓSTICO:

A suspeita, o reconhecimento dos factores do hospedeiro e a avaliação rápida das manifestações clínicas são os factores-chave para o diagnóstico da mucormicose. Embora existam muitos sintomas importantes para excluir a mucormicose, os principais incluem paralisia dos nervos cranianos, diplopia, dor nos seios nasais, proptose, inchaço periorbital, síndrome do ápice orbital e úlceras no palato. Radiologicamente, os nódulos múltiplos e o derrame pleural são mais comuns na mucormicose. [25]

O procedimento de diagnóstico mais valioso é a demonstração histológica da invasão dos tecidos, mas é muitas vezes difícil obter uma biopsia dos tecidos infectados em muitos doentes com possíveis infecções fúngicas oportunistas, devido a tendências hemorrágicas devidas a trombocitopenia ou a insuficiência respiratória causada pela própria infeção fúngica. Idealmente, devem ser efectuados tanto o exame histológico como a cultura. [4]

Os sintomas que se apresentam na mucormicose também devem ser diferenciados para excluir o diagnóstico, por exemplo, um doente com diabetes e sinusite deve ser cuidadosamente examinado para excluir a possibilidade de mucormicose. Outro critério de diagnóstico que pode ser inculcado é a contagem absoluta de neutrófilos dos doentes [24].

A microscopia direta e a cultura de vários espécimes clínicos são os pontos de referência do diagnóstico. A histopatologia é uma ferramenta de diagnóstico indispensável, uma vez que verifica a presença do fungo como agente patogénico na amostra e é uma ferramenta importante para definir se existe invasão dos vasos sanguíneos. Os Mucorales são hifas não pigmentadas, largas, de paredes finas, semelhantes a fitas, com poucas ou nenhumas septações e ramificações em ângulo reto. As colorações de rotina de Hematoxilina e Eosina (H&E) podem mostrar apenas a parede celular sem estruturas ou com poucas hifas. As colorações que podem ajudar a destacar a parede fúngica incluem as colorações de Grocott Methenamine-Silver (GMS) e Periodic Acid-Schiff (PAS), sendo que a PAS permite uma melhor visualização do tecido circundante em comparação com GMS. [15]

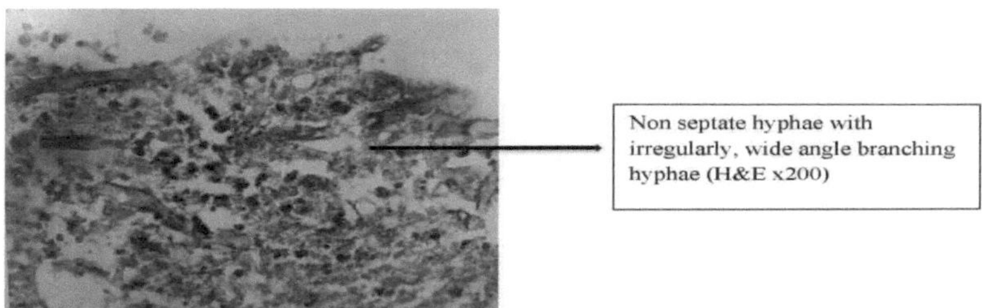

Hifas não septadas em H & E com 200 aumentos [8]

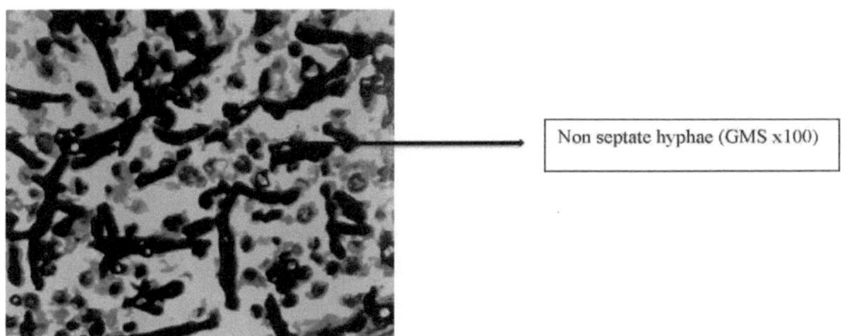

Hifas não septadas na coloração GMS [8]

Pode ser utilizada a microscopia direta para um diagnóstico presuntivo rápido e podem ser utilizados branqueadores fluorescentes, como o Blankophor e o Calcofluor white, juntamente com KOH, para melhorar a visualização das hifas fúngicas caraterísticas. A microscopia direta é um método económico para fornecer rapidamente um diagnóstico presuntivo e para definir margens cirúrgicas claras para a infeção fúngica invasiva.

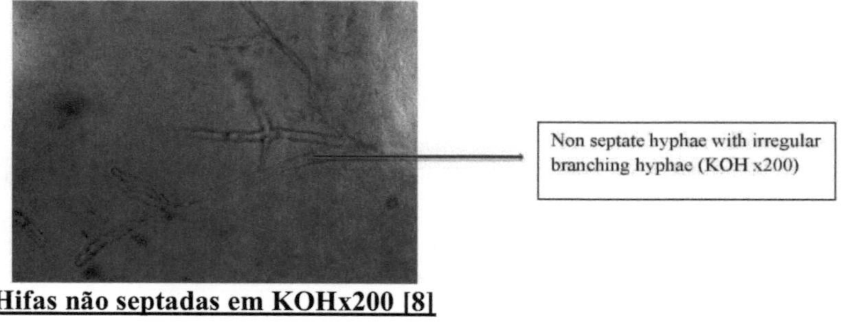

Hifas não septadas em KOHx200 [8]

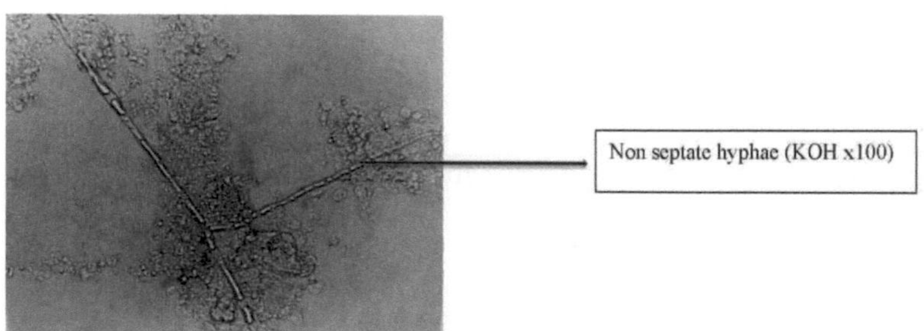

Hifas não septadas em KOH x100 [8]

A cultura de espécimes é essencial para o diagnóstico da mucormicose, uma vez que permite a identificação e a previsão do teste de suscetibilidade antifúngica. Os mucorales suportam a temperatura ambiente e crescem rapidamente a temperaturas de 3537 °C. Os vários meios de cultura que podem ser utilizados neste caso são o ágar peptona de malte, o ágar Sabouraud, o ágar de assimilação de açúcar e o ágar dextrose de batata.

Podem crescer em qualquer substrato de hidratos de carbono e as colónias começam a aparecer dentro de 24-48 h. As colónias produzem carateristicamente um crescimento hifal cinzento-esbranquiçado ou castanho que cobre a superfície do ágar. A identificação por espetrometria de massa por dessorção a laser assistida por matriz e tempo de voo de Mucorales cultivados é um novo método promissor para o diagnóstico em laboratórios equipados. [15]

As caraterísticas macroscópicas são úteis para estabelecer uma identificação presuntiva, que deve ser confirmada por análise microscópica. As caraterísticas macroscópicas caraterísticas são a presença de aspeto hialino, crescimento rápido, coloração clara e difusa no verso da placa e grau variável de coloração na superfície esporulada das colónias[22].

Pode ser diagnosticada por biópsia de tecido e identificação microscópica de agentes patogénicos. Os métodos de coloração imunohistoquímica podem ser úteis no diagnóstico da zigomicose. [8]

A tomografia computorizada é preferível à ressonância magnética para o diagnóstico e é uma alternativa economicamente mais barata. Ajuda a visualizar a opacificação, o espessamento periosteal ou a rutura óssea dos seios nasais. Observa-se um sinal caraterístico de halo invertido (opacidade central em vidro fosco rodeada de consolidação mais densa) nas tomografias computorizadas, que é uma ferramenta caraterística para prever a mucormicose.

Também se observam achados adicionais como sinais de corte vascular, cavitação, padrão de pneumonia multifocal e lesões distribuídas perifericamente. A reação em cadeia da polimerase (PCR) também demonstrou um potencial promissor no diagnóstico rápido da mucormicose. Os genes que codificam a proteína homóloga de revestimento de esporos são únicos e estão universalmente presentes entre os Mucorales e podem ser detectados no plasma, na urina e na lavagem broncoalveolar. [26]

Por conseguinte, em conclusão, as colorações PAS, o exame direto, o calcofluor, o exame histopatológico, a coloração com prata metenamina de Gomori, a cultura, os métodos moleculares e a hibridação in situ fluorescente são as várias técnicas laboratoriais para detetar a mucormicose. [2]

TRATAMENTO:

A mucormicose é uma doença potencialmente fatal e, por isso, pode revelar-se fatal num curto espaço de tempo. O tratamento da mucormicose pode ser dividido em quatro categorias. Estas são a correção rápida das condições predisponentes subjacentes do hospedeiro, como a cetoacidose diabética, o desbridamento cirúrgico do tecido necrosado, se possível, a terapia antifúngica e a consideração de terapia adjuvante, como o oxigénio hiperbárico. Para um tratamento ideal, é necessária uma combinação de desbridamento cirúrgico e medicamentos antifúngicos. Simultaneamente, o controlo da doença subjacente também é essencial, seguido de desbridamento cirúrgico. Existem apenas dois fármacos disponíveis para o tratamento da mucormicose, ou seja, a anfotericina B intravenosa e o posaconazol oral[8].

O sucesso do tratamento baseia-se num sistema de múltiplas abordagens que inclui a reversão ou a interrupção dos factores predisponentes subjacentes, a administração precoce de agentes antifúngicos activos em doses óptimas, a remoção completa de todos os tecidos infectados e a utilização de várias terapias adjuvantes. [25]

O doente deve ser submetido a um desbridamento do tipo ressecção. Este é frequentemente efectuado sob a forma de uma maxilectomia parcial ou total e, em alguns casos, inclui uma etmoidectomia ou uma exenteração do seio frontal ou mesmo da órbita. O desbridamento cirúrgico radical é preferível em caso de tecido necrótico infetado e a RM pode ser utilizada para determinar a extensão do envolvimento da doença. A ferida subsequente é deixada aberta para cuidados e irrigação, mas pode ser obturada com uma prótese amovível para funcionar. Foi observado que o desbridamento precoce do tecido afetado resulta num melhor prognóstico[19].

A medicação com anfotericina B deve ser iniciada o mais rapidamente possível, uma vez que actua perturbando a membrana celular dos fungos e conduzindo à morte celular, sendo considerada um dos melhores medicamentos antifúngicos para a mucormicose. A preparação lipídica da anfotericina B é preferida devido à sua melhor penetração nos tecidos e é considerada a primeira linha de tratamento.

O Posaconazol (Noxafil) como adjuvante é eficaz na redução da dosagem de anfotericina B e da duração do tratamento. O Noxafil é administrado numa dose de 400 mg por dia. A oxigenoterapia hiperbárica adjuvante é administrada porque inverte a hipoxia nos tecidos locais e aumenta a capacidade de destruição dos neutrófilos e macrófagos, permitindo que os medicamentos antifúngicos sejam mais eficazes. [19]

No entanto, a monoterapia, como a cirurgia isolada ou a anfotericina B isolada, tem uma eficácia limitada, ao passo que a terapia combinada com anfotericina B lipossómica ou posaconazol e desbridamento cirúrgico é o tratamento recomendado. O isavuconazol é o novo tipo de triazol de espetro alargado para o tratamento de infecções fúngicas, incluindo a mucormicose, que actua perturbando a síntese de ergosterol, que é um componente essencial da membrana celular dos fungos, conduzindo assim a uma diminuição do crescimento fúngico. [7]

A dose total combinada de anfotericina B recomendada para um doente adulto é de 2-4 g. A oxigenoterapia hiperbárica e certas citocinas, como o fator estimulador de colónias de granulócitos e o interferão gama, actuam como modalidades de tratamento adjuvante para a mucormicose. A oxigenoterapia hiperbárica tem um efeito estático sobre o crescimento do fungo e ajuda na revascularização do tecido infetado[7].

A correção rápida das anomalias metabólicas é obrigatória em doentes com diabetes não controlada e com suspeita de mucormicose, sugerindo-se a utilização de bicarbonato de sódio (com insulina) para reverter a cetoacidose. Não só os tecidos necróticos, mas também os tecidos saudáveis infectados circundantes devem ser removidos para contrariar a enorme velocidade de extensão da infeção pelas hifas de Mucorales. [25]

CAPÍTULO 6. MUCORMICOSE NA PANDEMIA DE COVID-19

MUCORMICOSE NA PANDEMIA DE COVID-19

A mucormicose é uma doença menos comum mas altamente fatal que afecta principalmente indivíduos imunocomprometidos. Verificou-se que, na pandemia de COVID-19, a prevalência desta infeção aumentou tremendamente na população indiana. Afecta principalmente os pulmões, o cérebro e a cavidade oral. O fungo estabelece-se afectando os indivíduos imunocomprometidos, tornando-os assim susceptíveis a outras infecções. Durante a pandemia, para evitar a tempestade de citocinas, foram incluídos no protocolo de tratamento medicamentos esteróides; no entanto, a inclusão destes medicamentos nos doentes tornou o sistema imunitário fraco e propenso a ser invadido pelo fungo. [27]

Embora existam várias apresentações clínicas desta infeção, os sintomas mais comuns incluem a descoloração do nariz e da língua, febre, tosse, lacrimejamento e vermelhidão dos olhos, visão turva e enevoada, dispneia, dor no peito, dor de cabeça, aparecimento de lesões negras na cavidade oral e vómitos. Vários doentes também se queixaram de dores de dentes, desprendimento de dentes e envolvimento radiológico dos maxilares. A Índia registou uma elevada taxa de mortalidade devido à mucormicose durante a segunda vaga de infeção por COVID-19. As principais complicações enfrentadas com a mucormicose na segunda vaga foram a redução dos níveis de oxigénio, a dificuldade em respirar, a congestão torácica e outros problemas associados ao trato respiratório, como a pneumonia e a síndrome da angústia respiratória aguda. [27]

Acredita-se que o uso indevido de corticosteróides em doentes com Covid-19 é a principal razão para a infeção por fungos negros e que o seu uso crónico suprime a resposta imunitária do corpo e torna o doente propenso a outras infecções. É chamado de fungo negro devido à necrose da área e, como resultado, há o aparecimento de uma área cinzenta-preta, dando-lhe o nome de fungo negro. Outros factores que aumentam o risco são a utilização inadequada de garrafas de oxigénio nas UCI dos hospitais, a utilização prolongada da mesma máscara para mais de dois doentes, a utilização de máscaras sujas, a utilização de oxigénio industrial e a utilização de água contaminada nos humidificadores [27]

TYPE	PATHOGENESIS	CLINICAL MANIFESTATION	RISK FACTORS
RHINICEREBRAL MUCORMYCOSIS	Spores invade sinuses, cribriform plates and through cavernous sinus	Infects the sinuses and spreads to brain. Destroys maxillary-facial structures and causes ptosis, proptosis and vision loss	Common in patients with uncontrolled diabetes and kidney transplant
PULMONARY MUCORMYCOSIS	Spread of fungal infection through blood stream	Destroys bronchial airways, causes dyspnoea, tracheal invasion of lungs and a reverse halo sign of CT scan	Patients with cancer, post-transplant immunosuppressive therapy
GASTROINTESTINAL MUCORMYCOSIS	inhaling spores that invade GIT	Fever, bowel and rectal bleed	Consistent use of antibiotics, malnutrition, neutropenia
CUTANEOUS MUCORMYCOSIS	Direct inoculation of skin through site of trauma or thermal burns	Black discoloration and lesions on skin	Skin trauma such as surgery or burns
DISSEMINATED MUCORMYCOSIS	Occurs when the infection spreads through the bloodstream to other parts of body	Commonly affects brain, spleen, heart and skin	Iron overload, neutropenia, supported immune system

Resumo das manifestações clínicas da mucormicose em doentes com COVID [34]

Os factores que afectam a gravidade da infeção por mucormicose são: -:

- Diabetes mellitus

- Cetoacidose diabética

- Doentes com hipertensão

- Doentes com cancro em quimioterapia, fumadores crónicos

- Doentes idosos, especialmente os que recebem cuidados prolongados

- Terapia com corticosteróides

- Tempestade de citocinas

- Elevada carga de esporos

- Utilização incorrecta de oxigénio

- Neutropenia

- Transplante de órgãos sólidos

- Doenças respiratórias crónicas

- Malignidade hematológica

- Lesões cutâneas ou traumatismos devidos a acidentes ou ferimentos

- Doença renal crónica

- Alcoolismo crónico

- VIH

- Internamento prolongado na UCI

- Hemocromatose

- Ambiente

- Tratamento medicamentoso como corticosteroide, anticorpo monoclonal, antagonista de citocinas, voriconazol

- Doentes que utilizam máscaras sujas

- Doentes que recebem oxigenoterapia contaminada em hospitais [28]
Observou-se que mesmo os doentes que não tinham COVID grave

tomavam corticosteróides por medo e sem aconselhamento médico, abrindo caminho para o rápido aumento dos casos de mucormicose. Os corticosteróides tendem a causar linfopenia e desregulação dos linfócitos T. Podem também induzir hiperglicemia em doentes com diabetes. O tocilizumab, um anticorpo monoclonal anti- recetor de IL-6, é o único imunossupressor mencionado nas diretrizes para o tratamento da COVID-19. No entanto, o aumento da utilização de tocilizumab em doentes com COVID-19 para controlo da inflamação pode reduzir a imunidade do doente e representar um risco significativo de contrair CAM (mucormicose associada à Covid). [29]

O aumento da mucormicose em doentes com diabetes mellitus pode parecer ser desencadeado pela Covid-19 devido às seguintes razões: a) O pH baixo, devido à cetoacidose diabética (CAD), é um meio fértil para a germinação de esporos de Mucorales. As pessoas diabéticas são mais vulneráveis à mucormicose devido à ingestão excessiva de corticosteróides, que reduzem a atividade fagocitária dos leucócitos, levando à supressão da imunidade. b) Um aumento das citocinas (tempestade de citocinas) em doentes com Covid-19, especialmente a interleucina-6, aumenta o ferro livre através do aumento dos níveis de ferritina devido à diminuição do transporte de ferro pode ser uma causa provável para um aumento do risco. c) A Covid-19 provoca frequentemente danos e inflamação do endotélio, trombose e linfopenia, causando predisposição para a mucormicose d) Além disso, as espécies de Rhizopus têm um sistema ativo de cetona redutase, que ajuda o Rhizopus a crescer no ambiente ácido/rico em glucose observado nas condições de cetoacidose dos doentes diabéticos. O Covid 19 é um ambiente ótimo de baixa oxigenação que favorece o crescimento de Mucorales, que também são responsáveis pela mucormicose.

Antes da pandemia de COVID-19, a mortalidade por mucormicose não era superior a metade da população. No entanto, durante a pandemia, aumentou para 85%, o que se deveu principalmente a hospitais lotados, indisponibilidade de medicação adequada, poucos profissionais médicos, infra-estruturas inadequadas e má qualidade de diagnóstico. [29]

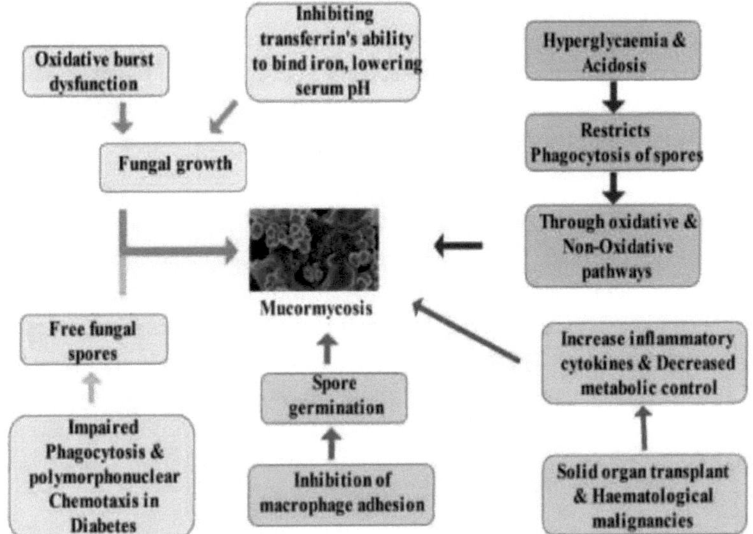

Principais vias causais da mucormicose em pessoas com diabetes [28]

A COVID-19 provoca uma linfopenia significativa, resultando numa redução drástica da disponibilidade de células T, o que abre caminho à infestação de infecções fúngicas oportunistas. Além disso, o aumento dos marcadores pró-inflamatórios em doentes que sofrem de COVID e os danos pronunciados dos tecidos pulmonares pela COVID-19 ajudam os fungos invasivos a causar a infeção. [29]

Na Índia, foi recomendada a administração de anfotericina-B lipossómica e posaconazol. A OMS recomendou vivamente que os corticosteróides fossem administrados apenas a doentes com infeção grave e crítica por COVID-19 durante uma semana e não a doentes com COVID não grave, para evitar a utilização excessiva de corticosteróides. Além disso, os cidadãos foram instruídos para não praticarem a auto-medicação. [27]

No cenário atual, o maior risco de infeção encontra-se nos doentes tratados com antibióticos de largo espetro, corticosteróides e ventilação não invasiva. Os doentes que tinham doenças pré-existentes, como asma, diabetes mellitus ou insuficiência renal crónica e desenvolveram infeção por COVID-19 estão particularmente predispostos a contrair infeção mucormicótica. [30]

Para qualquer doente que recebesse suporte de oxigénio durante a sua estadia no hospital, tornou-se essencial avaliar qualquer pigmentação negra nas narinas ou na cavidade oral. Mesmo a mais pequena alteração de cor ou pigmentação devia ser comunicada imediatamente, sem negligência. A higienização do sistema de fornecimento de oxigénio nos hospitais é também uma obrigação e deve ser inculcada nas práticas. Embora a água destilada seja recomendada para hidratar o oxigénio, a maior parte das vezes é negligenciada, dando origem a surtos graves. Por conseguinte, este aspeto crucial do sistema de fornecimento de oxigénio nos hospitais não deve ser descurado. [31]

Factores que devem ser seguidos na gestão da CAM (mucormicose associada à COVID)

- Fazer um diagnóstico precoce da doença e não perder os sinais precoces
- Utilização judiciosa de corticosteróides
- Manter o controlo glicémico
- Assegurar o controlo da qualidade do fornecimento de oxigénio
- Higienização adequada das garrafas de oxigénio
- Utilizar humidificadores de oxigénio descartáveis
- Manter a higiene pessoal
- Evitar a auto-medicação
- Vacinação
- Máscara de barreira que cobre o nariz e a boca [32]

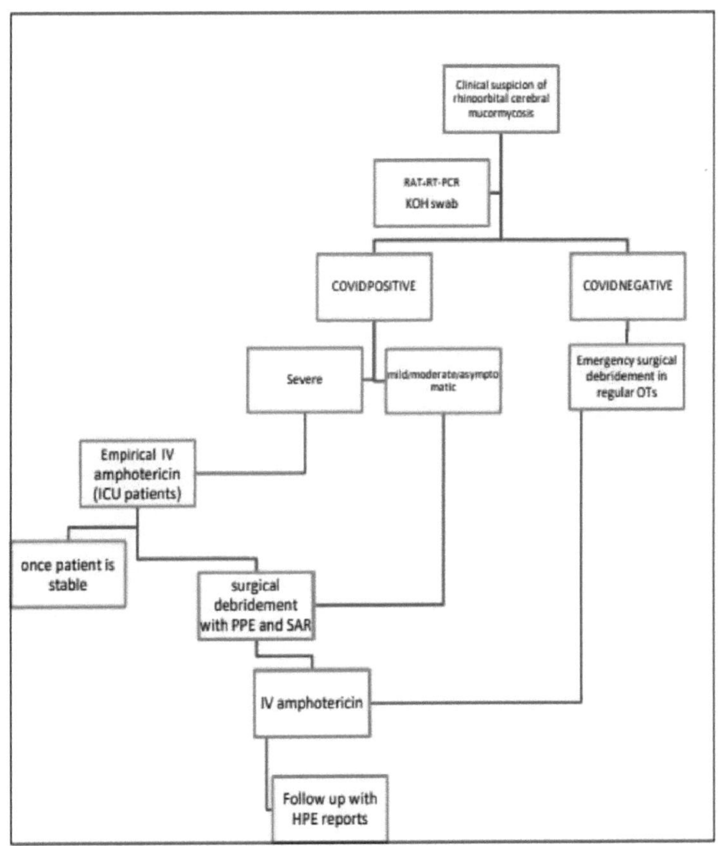

Protocolo de gestão durante a Covid-19 [35]

CAPÍTULO 7. CONCLUSÃO

CONCLUSÃO

A mucormicose, popularmente conhecida como fungo negro, é uma infeção fúngica invasiva grave e frequentemente fatal. A doença entrou na consciência do público em resposta a um surto de casos na Índia. Milhares de casos de mucormicose foram registados na sequência da segunda vaga de casos de covid-19 na Índia, chamando a atenção mundial para esta doença mortal, mas negligenciada. Assim, com uma sensibilização adequada e a devida atenção, esta doença mortal pode ser travada. Embora a mucormicose fosse prevalecente em todo o mundo mesmo antes da covid, depois da covid, devido à alteração da imunidade e ao rápido aumento do uso de corticosteróides e do tratamento médico, cresceu tremendamente e levou a um grande surto na Índia. Mas com a supervisão e a sensibilização corretas, esta doença mortal pode ser tratada e gerida de forma judiciosa.

CAPÍTULO 8.REFERÊNCIAS

REFERÊNCIAS

1. Binder U, Maurer E, Lass-Florl C. Mucormycosis - dos agentes patogénicos à doença. Microbiologia Clínica e Infeção. 2014 Jun;20:60-6.
2. Ramalingam S, Narasimhan M, Vinithra K, Janagaraj VD. Mucormicose: uma breve revisão. Jornal de Microbiologia Pura e Aplicada. 2019;13(1):161-5.
3. Rajendran R. Livro de texto de patologia oral de Shafer. Elsevier Índia; 2009.
4. Maartens G, Wood MJ. A apresentação clínica e o diagnóstico de infecções fúngicas invasivas. Journal of Antimicrobial Chemotherapy. 1991 Jan 1;28(suppl_A):13-22.
5. Camara-Lemarroy CR, González-Moreno EI, Rodríguez-Gutiérrez R, Rendón- Ramírez EJ, Ayala-Cortés AS, Fraga-Hernández ML, García-Labastida L, Galarza-Delgado DÁ. Caraterísticas clínicas e evolução da mucormicose. Perspectivas interdisciplinares sobre doenças infecciosas. 2014 Aug 20;2014.
6. Chander J, Kaur M, Singla N, Punia RP, Singhal SK, Attri AK, Alastruey- Izquierdo A, Stchigel AM, Cano-Lira JF, Guarro J. Mucormycosis: battle with the deadly enemy over a five-year period in India. Journal of fungi. 2018 Abr 6;4(2):46.
7. Swain SK, Behera IC, Mohanty JN. Mucormicose na região da cabeça e pescoço - As nossas experiências num hospital universitário de cuidados terciários da Índia Oriental. Ann Indian Acad Otorhinolaryngol Head Neck Surg. 2019 Jul 1;3:58-62.
8. Chander J. Livro-texto de micologia médica. JP Medical Ltd; 2017 Nov 30.
9. Gomes MZ, Lewis RE, Kontoyiannis DP. Mucormicose causada por espécies invulgares de mucormicetes, não-Rhizopus,-Mucor, e-Lichtheimia. Clinical Microbiology Reviews. 2011 Apr;24(2):411-45.
10. Stone N, Gupta N, Schwartz I. Mucormicose: é altura de abordar esta infeção fúngica mortal. The Lancet Microbe. 2021 Ago 1;2(8):e343-4.
11. Hall GS. Bailey & Scott's diagnostic microbiology, 13th edn.
12. Prabhu RM, Patel R. Mucormycosis and entomophthoramycosis: a

review of the clinical manifestations, diagnosis and treatment. Clinical Microbiology and Infection. 2004 Mar;10:31-47.
13. Anitha KP. Infecções fúngicas da mucosa oral. Revista indiana de investigação dentária. 2012 Sep 1;23(5):650-9.
14. Prakash H, Chakrabarti A. Global epidemiology of mucormycosis (Epidemiologia global da mucormicose). Journal of Fungi. 2019 Mar 21;5(1):26.
15. Skiada A, Pavleas I, Drogari-Apiranthitou M. Epidemiologia e diagnóstico da mucormicose: uma atualização. Jornal de fungos. 2020 Nov 2;6(4):265.
16. Deepa AG, Nair BJ, Sivakumar TT, Joseph AP. Infecções fúngicas oportunistas incomuns da cavidade oral: A review. Jornal de patologia oral e maxilofacial: JOMFP. 2014 May;18(2):235.
17. Richardson M, Lass-Florl C. Changing epidemiology of systemic fungal infections. Microbiologia clínica e infeção. 2008 maio;14:5-24.
18. Chi AC, Neville BW, Damm DD, Allen CM. Patologia oral e maxilofacial-E-Book. Elsevier Ciências da Saúde; 2015 maio 4.
19. Marx R, Stern D. Textbook of oral and maxillofacial pathology (Manual de patologia oral e maxilofacial). Illinois: Quintessence. 2003:851-2.
20. Bouza E, Munoz P, Guinea J. Mucormycosis: uma doença emergente? Microbiologia Clínica e Infeção. 2006 Dec;12:7-23.
21. Samaranayake LP, Leung WK, Jin L. Infecções fúngicas da mucosa oral. Periodontologia 2000. 2009;49(1):39-59.
22. Bouza E, Munoz P, Guinea J. Mucormycosis: uma doença emergente? Microbiologia Clínica e Infeção.
2006 Dez;12:7-23.
23. Jeong W, Keighley C, Wolfe R, Lee WL, Slavin MA, Kong DC, Chen SA. A epidemiologia e as manifestações clínicas da mucormicose: uma revisão sistemática e meta-análise de relatos de casos. Microbiologia clínica e infeção. 2019 Jan 1;25(1):26-34.
24. Açúcar AM. Mucormicose. Doenças infecciosas clínicas. 1992 Mar 1;14(Suplemento_1):S126-9.
25. Skiada A, Lass-Floerl C, Klimko N, Ibrahim A, Roilides E, Petrikkos G. Challenges in the diagnosis and treatment of mucormycosis. Micologia médica. 2018 Abr 1;56(suppl_1):S93-101.
26. Kamath V, Mathivanan M, Vinay RB, Nivea B. Mucormicose em

COVID- 19. Jornal APIK de Medicina Interna. 2021 Oct 1;9(4):209-14.
27. Bhogireddy R, Krishnamurthy V, Pullaiah CP, Manohar S. A Mucormicose é uma complicação inevitável da Covid-19 na Índia? Brazilian Journal of Infectious Diseases. 2021 Oct 1;25.
28. Fathima AS, Mounika VL, Kumar VU, Gupta AK, Garapati P, Ravichandiran V, Dhingra S, Murti K. Mucormicose: Um fardo triplo em pacientes com diabetes durante a pandemia de COVID-19. Revisão das Ciências da Saúde. 2021 Jan 1;1:100005.
29. Aranjani JM, Manuel A, Abdul Razack HI, Mathew ST. Mucormicose associada à COVID-19: Revisão crítica baseada em evidências de um fardo de infeção emergente durante a segunda vaga da pandemia na Índia. PLoS doenças tropicais negligenciadas. 2021 Nov 18;15(11):e0009921.
30. Janjua OS, Shaikh MS, Fareed MA, Qureshi SM, Khan MI, Hashem D, Zafar MS. Manifestações dentárias e orais da mucormicose relacionada com a COVID-19: diagnósticos, estratégias de gestão e resultados. Jornal de Fungos. 2021 Dez 31;8(1):44.
31. Nambiar M, Varma SR, Damdoum M. Post-Covid alliance-mucormycosis, a fatal sequel to the pandemic in India. Saudi Journal of Biological Sciences. 2021 Nov 1;28(11):6461-4.
32. Ghosh D, Dey S, Chakraborty H, Mukherjee S, Halder A, Sarkar A, Chakraborty P, Ghosh R, Sarkar J. Mucormycosis: A new threat to Coronavirus disease 2019 with special emphasis on India. Epidemiologia Clínica e Saúde Global. 2022 1 de maio;15:101013.
33. Ribes JA, Vanover-Sams CL, Baker DJ. Zygomycetes in human disease. Clinical microbiology reviews. 2000 Abr 1;13(2):236-301.
34. Yasmin F, Najeeb H, Naeem A, Dapke K, Phadke R, Asghar MS, Shah SM, De Berardis D, Ullah I. COVID-19 associated mucormycosis: a systematicreview from diagnostic challenges to management. Doenças. 2021 Sep 22;9(4):65.
35. Satish D, Joy D, Ross A, Balasubramanya B. Coinfecção por mucormicose associada ao COVID-19 global: uma série de casos da Índia. Int J Otorhinolaryngol Head Neck Surg. 2021 Apr 23;7(5):815.

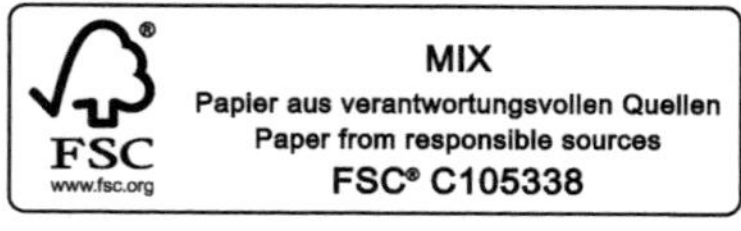

Printed by Books on Demand GmbH, Norderstedt / Germany